BEI GRIN MACHT SICH IHR WISSEN BEZAHLT

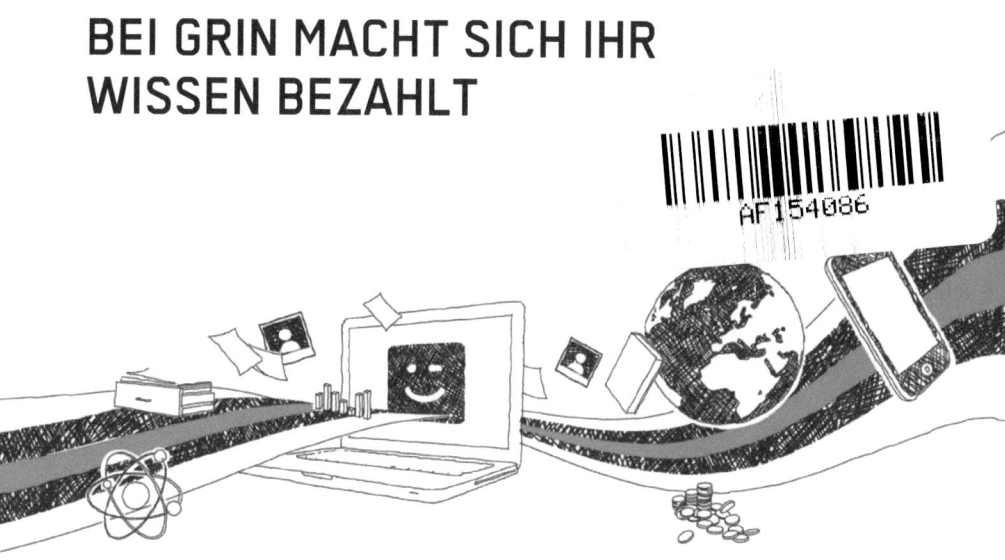

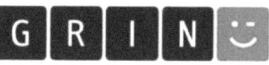

Gesundheitscoaching in Gesundheitseinrichtungen

Bibliografische Information der Deutschen Nationalbibliothek:

Die Deutsche Nationalbibliothek verzeichnet diese Publikation in der Deutschen Nationalbibliografie; detaillierte bibliografische Daten sind im Internet über http://dnb.d-nb.de abrufbar.

ISBN: 9783346691040
Dieses Buch ist auch als E-Book erhältlich.

Hochschule Fresenius

Fachbereich onlineplus

Studiengang: Management im Gesundheitswesen B.A.

Hausarbeit

Gesundheitscoaching in Gesundheitseinrichtungen

Modul: Grundlagen Coaching

Abgabedatum: 14.12.2021

Inhaltsverzeichnis

Abbildungsverzeichnis

Anmerkung der Redaktion: Die Abbildung ist nicht Teil dieser Publikation.

1 Einleitung

Heutzutage ist das Krankenhauspersonal gefordert sich mit stetig wandelnden Problemstellungen auseinanderzusetzen. Der demografische Wandel, die steigende Ausfallquote des Personals und die Hochsetzung des Rentenalters sorgen dafür, dass die Arbeitsbelastung zunimmt (Vogt-Wuchter & Spanier, 2013). Dazu kommen körperliche Belastungsfaktoren in Form von Schichtarbeit, enormen Zeitdruck und unbesetzten Stellen, als auch psychische Stressoren in diesem Berufsfeld, bedingt durch die Auseinandersetzung mit unterschiedlichen Lebenssituationen, wie dem Tod (West-Leuer, 2019). Daraus resultiert eine fortwährende Unzufriedenheit der Mitarbeitenden und steigende Krankheitstage (Weidner, 2020). Neben den Veränderungen für die Mitarbeiter entstehen auch Abwandlungen für das Unternehmen. Derzeit existiert eine Vielzahl an Arbeitgebern und der Kampf um geeignetes Personal, welches die offenen Stellen besetzen soll, ist eröffnet. Potentielle Bewerber legen viel Wert auf Aspekte wie das Angebot eines betrieblichen Gesundheitsmanagements für Mitarbeiter oder Interventionsmaßnahmen zur Gesundheitsförderung (Landau, 2015; Lauterbach, 2018).

An dieser Stelle ist die Krankenhausleitung gefordert, Maßnahmen zu ergreifen, um vorhandene Stressfaktoren zu reduzieren, die Gesundheit des Personals zu erhalten und Krankheit vorzubeugen, wodurch der zunehmenden Fluktuation und dem Personalausfall entgegengewirkt werden kann. Hierbei kann das Gesundheitsmanagement und explizit das Gesundheitscoaching (GC) helfen. Es umfasst ein breites Repertoire an Methoden und Konzepten, welches den Themen der Reduktion von Stress oder Gesundheitsförderung begegnet. Als wichtiger Bestandteil des Gesundheitsmanagements soll es dafür sorgen, dass die Mitarbeiter weniger krank bzw. gesundheitsfördernde Maßnahmen in den Alltag integriert werden. Innerhalb des Coachings können zugrundeliegende Probleme angegangen und unterstützende Bewältigungsmöglichkeiten zur Verhaltensänderung erarbeitet werden. Auf welche Art und Weise der Dialog zwischen dem Coach und dem Klienten stattfindet, kann individuell festgelegt werden (Böning & Kegel, 2015; Möller & Kotte, 2014).

In der vorliegenden Hausarbeit soll die Forschungsfrage beantwortet werden, welche Möglichkeiten und Grenzen durch den Einsatz eines Gesundheitscoachings in einem Gesundheitsunternehmen entstehen. Dazu soll zunächst auf aktuelle Beweggründe für ein GC eingegangen werden, bevor der Begriff definiert und die einzelnen Methoden, sowie Konzepte erläutert werden. Anschließend sollen die verschiedenen Anwendungsbereiche und praktischen Möglichkeiten des GC dargestellt werden. Anhand der vorherigen Analyse werden im letzten Kapitel die Möglichkeiten und Grenzen von GC im Unternehmen aufgezeigt und die Forschungsfrage beantwortet.

2 Gründe für ein Gesundheitscoaching

Um deutlicher darstellen zu können, weshalb ein GC für die Mitarbeiter in einem Krankenhaus sinnvoll ist, gilt es zunächst die Beweggründe dafür aufzuführen. Infolge des Strukturwandels hat sich der Alltag des Pflegepersonals gravierend verändert. Eine hohe Arbeitsbelastung, ein enormer Zeitdruck, die Digitalisierung, komplexere Aufgaben, eine hohe Flexibilität und unbesetzte Stellen stehen im Mittelpunkt des derzeitigen Berufsalltags. Der Druck, welcher auf dem Pflegepersonal lastet, hat zugenommen und führt dazu, dass vermehrt körperliche und psychische Belastungen entstehen (Ostermann, 2010). Diese äußern sich zum einen in psychischen Erkrankungen durch die dauerhafte Überlastung und Überforderung des Personals und zum anderen in körperlichen Erkrankungen der Skelettmuskulatur oder in Form von Schlafstörungen. Insbesondere Burnout, Abgeschlagenheit und übermäßiger Stress sind keine Seltenheit mehr und führen dazu, dass Arbeitnehmer auf unbestimmte Zeit aus dem Berufsleben ausscheiden (Joder, 2005). Über die vergangenen Jahre sind die Fehltage, welche auf psychische, arbeitsbedingte Erkrankungen zurückgeführt werden können, um 67 % gestiegen (Zander-Schreindorfer, 2021) und stellen einen der Hauptauslöser für eine Arbeitsunfähigkeit in Gesundheitsberufen dar (Gregersen, Vincent-Höper & Nienhaus, o. J.).

Eine weitere Herausforderung stellt der hohe Organisations- und Kommunikationsaufwand dar, welcher aus dem pflegerischen Alltag im Krankenhaus und dem essentiellen interdisziplinären Austausch zwischen den Abteilungen resultiert (Jacobs, Kuhlmey, Greß, Klauber & Schwinger, 2020). Laut eines Gesundheitsreports der Techniker Krankenkasse im Jahr 2018 fehlt eine Pflegekraft ca. 22,9 Tage im Versicherungsjahr, was eine hohe Anzahl an Krankheits- oder Arbeitsunfähigkeitstagen verdeutlicht. Im Vergleich zu Versicherten selbiger Krankenkasse aus allen Berufssparten stellt das einen Unterschied von acht Tagen mehr, pro Versicherungsjahr, dar (Techniker Krankenkasse, 2019). Bei selbigem Gesundheitsreport im Jahr 2020 haben sich die Zahlen nicht verringert und liegen bei einer Ausfallzeit von 22,4 Tagen bei Mitarbeitern in der Krankenpflege, sowie 24,7 Tagen bei denen in der Altenpflege. Werden die Fehltage auf die einzelnen Krankheitsbilder verteilt, können durchschnittlich 4,7 Tage den Erkrankungen der Skelettmuskulatur, 4,5 Tage den psychischen Erkrankungen und 3,0 Tage den atemwegsbedingten Erkrankungen zugeschrieben werden (o.V., 2021). Anhand der Abbildung 1 lassen sich die gerade genannten Daten darlegen und verdeutlichen die konstante Zunahme der Fehltage des Krankenhauspersonals von 2012 bis 2020 (siehe violette Zeitstrahl) (o.V., 2021). Dieser Umstand schlägt sich nicht nur auf den Mitarbeiter nieder, sondern auch auf den Arbeitgeber. Mit der steigenden Anzahl an Krankheitstagen nehmen die Kosten für das Krankenhaus zu, welche durch den Ausfall der Pflegekraft entstehen (Ostermann, 2010). Ebenso haben diese Auswirkungen auf die Leistungsfähigkeit des Unternehmens (Decker & Decker, 2014).

Anmerkung der Redaktion: Die Abbildung wurde entfernt.

Abbildung 1: Ausfallzeiten nach Berufsgruppen im Zeitverlauf (o.V., 2021)

Diese vermehrte Anzahl an Krankheitstagen und die ökonomische Komponente stellen einen wichtigen Grund für ein GC dar, um präventiv tätig zu werden und gesundheitsfördernde Maßnahmen ins Unternehmen integrieren zu können. Insbesondere bei Krankheitsbildern, welche durch Stress oder Problemen der Skelettmuskulatur hervorgerufen werden, können Interventionsmaßnahmen helfen, wenn sie frühzeitig in Anspruch genommen werden. Neben dem aufgezeigten Handlungsbedarf unterliegt der Arbeitgeber der Verantwortung für das körperliche und geistige Wohlbefinden der Arbeitnehmer zu sorgen, was in Form eines GC zum Tragen kommen kann (Ostermann, 2010).

3 Gesundheitscoaching

Genannte Belastungen des Krankenhauspersonals, das Stresslevel und eine Zunahme an älteren Menschen im Arbeitsleben erfordern ein Eingreifen der Krankenhausleitung, sodass die Belegschaft länger fit bleibt, der Krankheit vorgebeugt und deren Verbleib im Unternehmen gesichert werden kann (Baum, o. J.). An dieser Stelle bietet das Gesundheitscoaching einen Lösungsansatz.

3.1 Definition von Gesundheitscoaching

Zur Definition des Begriffs *Gesundheitscoaching (GC)* existieren eine Reihe an unterschiedlichen Auffassungen, welche je nach befragtem Experten enorm variieren können und von dessen Interpretationsfähigkeit abhängig sind. Des Weiteren gibt es bis heute keine einheitlichen Aussagen, welche Maßnahmen, Themen und Konzepte das GC umfasst, was darin begründet liegt, dass auch für den Begriff *Gesundheit* keine übereinstimmende Definition vorhanden ist. Dennoch soll eine Annäherung an das Wort *GC* vorgenommen werden, um einen besseren Überblick über das Aufgabenfeld erhalten zu können (Ostermann, 2010).

GC setzt sich zusammen aus dem Wort *Gesundheit* und dem Wort *Coaching* und umfasst einen freiwilligen Dialog zwischen einem Coach und einem Klienten zur Wahrung oder Wiederherstellung der Gesundheit des Klienten (Kaweh, 2011). Im Mittelpunkt des Systems steht der Begriff *Gesundheit*, insbesondere deshalb, da bei einer vielfältigen

Auswahl an Coaching Themen die Gesundheit mitbetrachtet und berücksichtigt werden sollte. Unabhängig des Themas, welches Anlass zu einem Coaching gibt, spielt die Gesundheit oft eine tragende Rolle, wie beispielsweise bei der Planung eines beruflichen Weiterkommens und den Anstrengungen, die dafür aufgewendet werden. Ebenso kann jedes Coachingthema die Gesundheit beeinflussen. Ein weiterer Aspekt ist die Förderung der Gesundheit, welche häufig den Ansätzen der Salutogenese zu Grunde liegt. Basierend auf dem Modell von Antonovsky geht es im Rahmen dessen vordergründig um die Nutzung vorhandener personenbezogener Ressourcen zur Bewältigung von Belastungen (Bamberg & Vincent-Höper, 2018; Kauffeld, Gosch & Schulte, 2021).

Grundsätzlich handelt es sich beim GC, um eine mittel- bis langfristige Beratung oder Hilfestellung durch den Coach, in allen Fragen rund um das Thema Gesundheit bzw. persönliche Belange, für welche ein zeitlicher Rahmen festgelegt wird. An dieser Stelle erhält oft der Vergleich zur Psychotherapie Einzug. Allerdings handelt es sich beim GC nicht um ein Behandeln des Klienten oder ein Aufzeigen möglicher Lösungsschritte, sondern um den Einsatz unterstützender Methoden, welche dem Klienten helfen, eigenständig Verhaltensänderungen vorzunehmen (Ostermann, 2010). Der Coach nimmt hierbei lediglich die neutrale Rolle einer vermittelnden oder beratenden Person ein und unterstützt den Klienten bei der selbstbestimmten Lösungsfindung (Rauen, 2014). Das hat zum Ziel, dass gesundheitsförderliche Verhaltensweisen in den Alltag des Klienten integriert und die Achtsamkeit bezüglich des physischen und psychischen Zustands erhöht wird. Er soll seine vorhandenen Ressourcen nutzen und gezielt einsetzen, um seine Gesundheit erhalten oder wiederherstellen zu können. Neben der Erhaltung der Gesundheit stellt die betriebliche Gesundheitsförderung einen wichtigen Baustein dar und bildet die sinnbildliche Brücke zwischen den beiden Faktoren (Lauterbach, 2018).

Weitere Ziele des GC sind beispielsweise, der Ausbau der Klient-Fähigkeiten hinsichtlich der eigenen Entspannung, der Besserung des Wohlbefindens, die Nennung persönlicher Grenzen, aber auch die Bestimmung seiner Ziele oder der Wandel weg von bestehenden Gewohnheiten. Die Förderung des Wohlbefindens und der Handlungsfähigkeit des Klienten stehen hierbei im Vordergrund. Die Ziele des Coaches sind es, dem Klienten dazu zu verhelfen, eigenständig an seinen Problemen und einer Lösungsfindung zu arbeiten, sowie selbstständig gesundheitsfördernde Verhaltensweisen in den Alltag zu integrieren. Die Formulierung der Ziele erfolgt partizipativ zwischen dem Coach und dem zu Coachenden (Bamberg & Vincent-Höper, 2018; Ostermann, 2010).

3.2 Zielgruppen von Gesundheitscoaching

Für welche Personengruppe in einem Krankenhaus das GC angeboten werden soll, ist dem Unternehmen selbst überlassen und kann individuell, sowie bedürfnisabhängig angepasst werden. Prinzipiell eignet sich ein GC für die Mitarbeiter im Pflege- und

Ärztebereich, sowie die Führungsebene (Wegener & Loebbert, 2016). Die Altersgruppe oder das Geschlecht spielen keine relevante Rolle, jeder Erwachsene hat die Möglichkeit davon zu profitieren. Jedoch muss an dieser Stelle darauf hingewiesen werden, dass Gesundheit für jeden Klienten etwas anderes bedeutet und von gewissen Kriterien abhängig ist, wie beispielsweise dessen Alter, Lebensweisen und personenbezogenen Bedürfnissen. Persönliche Lebenssituationen und soziodemografische Daten spielen eine wichtige Rolle für die jeweiligen zu bearbeitenden Themen und nachfolgenden Konzepte auf dem Weg durch den Coachingprozess (Ostermann, 2010).

Das GC kann zum einen für eine einzelne Person stattfinden, welche in persönlichen oder beruflichen Belangen Unterstützung benötigt. Zum anderen für das komplette Unternehmen im Gruppensetting in Anspruch genommen werden, wenn es darum geht relevante Handlungen oder gesundheitsfördernde Maßnahmen ins Unternehmen zu integrieren. Hierfür sollte im Vorfeld festgelegt werden, welches Setting bevorzugt wird und welche Art von Coaching bei dem speziellen Anliegen die richtige Wahl ist, um zu einem zufriedenstellenden Ergebnis zu kommen (Lauterbach, 2018).

3.3 Anwendungsbereiche und Themen von Gesundheitscoaching

Wie bereits in einem vorherigen Kapitel erläutert, führen die Veränderungen in der Arbeitswelt, sowie demografische Veränderungen zu körperlichen und psychischen Beeinträchtigungen beim Personal. Vor allem der erhöhte Zeitdruck, die Zunahme an Anforderungen am Arbeitsplatz, als auch die Balance zwischen Beruf- und Privatleben sorgen für unzureichende Erholungsphasen und tragen zur Erschöpfung bei. In der heutigen Zeit wird viel Leistung vom Personal abverlangt und je nach Hierarchieebene, sowie Weiterbildungsambitionen des Mitarbeiters, kommen zusätzliche Stressfaktoren hinzu. Demgegenüber stehen wenig Zeit für Entspannung, eine ungesunde Ernährungsweise und ein Ungleichgewicht zwischen beruflichem und privatem Alltag. Solche Stressoren und daraus resultierende Krankheitsbilder (z. B. Burn-out) gehören zu den Hauptthemen für ein GC. Um diesen begegnen zu können, als auch die eigenen Mitarbeiter zu unterstützen gesundheitsorientierter zu leben und ihr Gesundheitsbewusstsein zu stärken, nutzen Krankenhäuser immer häufiger GC (Lauterbach, 2018; Ostermann, 2010). Innerhalb derer geht es um die Stärkung eigener Ressourcen, der Reduktion und dem Umgang mit Stress und dem Ermitteln individueller Ziele der Mitarbeiter. Gesundheitsrelevante Themen im Zusammenhang mit dem Arbeitsumfeld bilden rund ein Viertel der Coachingthemen insgesamt ab (Kauffeld et al., 2021).

Neben den genannten Anlässen für ein GC existieren eine Reihe weiterer Inhalte, welche den Mittelpunkt des Dialogs bilden können. Diese stehen im Zusammenhang mit dem jeweiligen Berufsfeld und der individuellen Auffassung, was sich hinter dem Begriff Gesundheit verbirgt (Ostermann, 2010). Infolgedessen reichen die Inhalte von

Beratungen über soziale und berufliche Belange, über gesundheitsrelevante Themen bis hin zu Beratungen bei Spannungsverhältnissen im Team oder dem Erhalt der eigenen Leistungsfähigkeit. Hierzu können Maßnahmen im Rahmen des betrieblichen Gesundheitsmanagements, Fortbildungen zu gesundheitsfördernden Themen oder Beratungen in Gesundheitsfragen des Personals zur Anwendung kommen. Des Weiteren kann GC eingesetzt werden zur Integration von Burnout Betroffenen in den klinischen Alltag oder für die Vorgesetzten, sei es pflegerischer oder ärztlicher Seite. Letztendlich besteht eine große Bandbreite an Anwendungsmöglichkeiten für ein Coaching (Wegener & Loebbert, 2016).

3.4 Konzept und Methoden des Gesundheitscoachings

Das Fundament eines Coachings stellt das jeweilige Konzept dar, mit welchem der Coachingprozess in die Praxis umgesetzt wird. Es gibt keine universale Herangehensweise, die in jeder Situation zur Anwendung kommen kann. Es existieren zwar für jedes Konzept orientierende Rahmenbedingungen bzw. Richtlinien, dennoch ist die Auswahl abhängig von der individuellen Situation (Ostermann, 2010). Hierzu kann zwischen einem Einzel-, Gruppen- oder einem Selbstcoaching ausgewählt werden. Insbesondere das Einzelsetting eignet sich für ein GC, da der Coach und der Klient intensiv an dem persönlichen Problem arbeiten können (Rudow, 2010). Da das Coaching lediglich einen Bestandteil des betrieblichen Gesundheitsmanagements abbildet, ist es wichtig, es mit anderen gesundheitsfördernden Maßnahmen im Unternehmen in Verbindung zu bringen, sodass ein abgerundetes Modell entsteht. Dazu gehören Gesundheitsmaßnahmen wie Bewegung, Ernährung und eine Balance von Beruf- und Privatleben, eine gesundheitsorientierter Führungsstil, als auch das betriebliche Gesundheitsmanagement im gesamten Unternehmen, welche in einen Kontext gebracht werden müssen (Lauterbach, 2018).

Für den Ablauf eines GC bieten sich unterschiedliche praktische Vorgehensweisen an. Prinzipiell basieren diese auf traditionelle Coaching Phasenmodelle, allerdings existieren auch hier deutliche Unterschiede. Zwar liegen jedem Prozessmodell verschiedene Phasen zu Grunde, welche sich grob in eine Einstiegs-, Haupt- und Abschlussphase unterteilen, dennoch werden die einzelnen Schritte in der Literatur unterschiedlich betitelt oder aufgesplittet. Eines haben die vielfältigen Ausgestaltungen weitestgehend gemeinsam: die Handlungen innerhalb der einzelnen Phasen (Greif, Möller & Scholl, 2018). Da die Ausführung jedes einzelnen Modells zu umfangreich wäre, soll nachfolgend auf eines der bekanntesten Phasenmodelle eingegangen werden, das *GROW-Modell* von Whitemore. Hierbei stehen die Buchstaben in dem Wort *GROW* für die Anfangsbuchstaben der Worte: *Goal setting* (Coachingziel), *Reality checking* (Prüfen der Realisierbarkeit), *Options* (Wahlmöglichkeiten der Aktivitäten) und *What, when, by whom – and the*

Will to do it (praktische Umsetzung). Grundsätzlich dient das Modell als Richtmaß für den Coach, wie der Ablauf eines Coachings stattfinden kann, ohne wichtige Faktoren oder Schritte zu vergessen (Webers, 2020).

Am Anfang eines Coachingprozesses ist es wichtig einen persönlichen Kontakt zwischen den Parteien aufzubauen, Rahmenbedingungen festzulegen, sowie Inhalte und Ziele zu definieren, was mit dem Coaching erreicht werden soll. In dieser Phase schildert der Klient sein Problem oder körperliche, psychische Beeinträchtigung, sozusagen die Ist-Situation (Zander-Schreindorfer, 2021). Daran anknüpfend sollte ermittelt werden, welche Ressourcen beim Klienten vorliegen, als auch auf welche Art und Weise diese zur Erreichung des Zieles oder zur Lösungsfindung beitragen. Verschiedene Aktivitäten und Interventionen können hierfür abgewogen und genutzt werden. Zusätzlich können an dieser Stelle persönliche Verhaltensweisen des zu Coachenden ermittelt werden, welche im Laufe des Coachingprozesses verändert werden sollen. Abschließend gilt es den gesamten Prozess zu reflektieren, was partizipativ durch den Coach und den Klienten durchgeführt wird. Hierbei werden die Lernfortschritte des Klienten beurteilt und evaluiert, ob das vordefinierte Ziel erreicht ist, als auch nächste Schritte festgelegt (Rauen, 2014; Zander-Schreindorfer, 2021).

Speziell bei einem GC werden häufig die Methoden *Motivational Interviewing*, also die motivierende Gesprächsführung, sowie das *goal setting* (Ziele setzen) angewendet. Grant verdeutlicht, wie wichtig die Zielorientierung (Zielsetzung/-erreichung) für einen Coachingprozess ist und das dessen Integration verwendet werden soll, um ein besseres Verständnis für das Coaching zu erreichen (Grant, 2018). Daneben dient die motivierende Gesprächsführung von Miller und Rollnick zur Veränderung von Verhaltensweisen der Klienten. Besonderen Einsatz findet die Methode bei Klienten, welche sich ihres Problems bzw. der Notwendigkeit für gesundheitsförderndes Verhalten noch nicht bewusst sind (Miller & Rollnick, 2012).

3.5 Umsetzungsmöglichkeiten in der Praxis

Um einen Dialog zwischen dem Coach und dem Klienten in den praktischen Alltag übertragen zu können, können unterschiedliche Kommunikationsmedien eingesetzt werden. Im Bereich des Coachings, als auch des GC, stehen hierfür unterschiedliche traditionelle und moderne Medien oder Methoden zur Verfügung. Dazu zählen unter anderem, das Face-to-Face- oder das Telefon-Coaching, als auch die Nutzung elektronischer Kommunikationsmedien, wie das Video- oder Chat-Coaching, das E-Mail-Coaching oder eine Reihe weiterer. Je nach Situation, individuellen Bedürfnissen, technischer Affinität und Vorerfahrung variiert die Auswahl der Kommunikationsmedien. Neben den persönlichen Bedürfnissen der Klienten, ist die Auswahl des Kommunikationsmediums abhängig von den Voraussetzungen im Unternehmen, sowie dem Beweggrund für ein Coaching.

Heutzutage kommen immer häufiger digitale Werkzeuge zum Einsatz, welche ein Face-to-Face-Coaching, unter anderem über Skype, ermöglichen (Geißler, 2016; Ghods & Boyce, 2013).

Daneben gilt es auf weitere Aspekte zu achten, wie beispielsweise ob ein persönlicher Kontakt notwendig ist, um Mimik und Gestik (nonverbale Körperexpressionen) deuten zu können, oder eine rein sprachliche oder schriftliche Kommunikation ausreicht. In manchen Fällen kann es von Vorteil sein, seinem Klienten gegenüberzusitzen, um so ein umfassendes Bild und emotionale Informationen erhalten zu können. Dagegen ist es in einem anderen Kontext nicht explizit notwendig. Jedes Medium birgt seine Vor-, sowie Nachteile und sollte an den individuellen Auftrag angepasst werden (Geißler, 2016). Da im Mittelpunkt eines Coachings die Kommunikation zwischen Coach und Klienten steht, ist die richtige Wahl des Mediums ausschlaggebend für die Zielerreichung (Wenzel, 2013). In der Praxis existieren noch weitere Rahmenbedingungen, welche im Vorfeld festgelegt werden sollten, dazu zählen die benötigte Dauer pro Sitzung, die Anzahl an Sitzungen und ob das Coaching von einem internen oder externen Coach durchgeführt werden soll. Letztendlich haben alle Parameter Einfluss auf den Erfolg eines Coachings und sollten gut durchdacht werden (Greif et al., 2018).

4   Möglichkeiten und Grenzen von Gesundheitscoaching

Mit jedem GC Prozess wird vordergründig versucht, das Gesundheitsbewusstsein des Klienten zu stärken bzw. zu fördern. Innerhalb des Dialogs zwischen dem Coach und dem zu Coachenden werden persönliche und subjektiv geprägte Probleme angesprochen, sowie Interventionsmaßnahmen ermittelt oder Verhaltensänderungen herbeigeführt (Lauterbach, 2018).

Da es sich beim GC um ein relativ *neues* Konzept in dieser Branche handelt, konnten bei der Literaturrecherche nur eine ausgewählte Anzahl an Artikeln gefunden werden, welche die Möglichkeiten und Grenzen von GC abbilden. Viele Artikel konzentrieren sich ausschließlich auf die Vor- und Nachteile bzw. Wirksamkeiten für den Patienten oder GC in anderen Bereichen, welche unter anderem zur Darstellung der nachfolgenden Kapitel herangezogen bzw. auf die hiesigen Untersuchungsinhalte übertragen werden.

4.1   Möglichkeiten von Gesundheitscoaching

Ein GC basiert meist auf einem persönlichen körperlichen oder psychologischen Problem des Mitarbeiters, für welches mithilfe gezielter Interventionsmaßnahmen ein Lösungsweg gefunden werden kann. Durch die Nutzung eines GC entstehen einige Möglichkeiten für die Mitarbeiter eines Krankenhauses. Sie entwickeln ihre eigenen Lösungsschritte auf dem Weg zur gesundheitsfördernden Verhaltensänderung. Durch das eigenständige Erarbeiten und Verändern von Verhaltensweisen, wird die Selbstbestimmtheit der Klienten gestärkt, sowie deren Achtsamkeit und Wohlbefinden gesteigert. Sie nehmen gesundheitliche Beschwerden schneller und bewusster wahr und steigern ihre Aufmerksamkeit im Hinblick auf ihre Gesundheit (Greif et al., 2018).

Bei der Recherche zu empirischen Studien hinsichtlich der Wirksamkeit von GC konnte ermittelt werden, dass es in diesem Bereich noch enormen Nachholbedarf gibt. Zwar ist eine Reihe an Analysen vorhanden, in welchen die Wirksamkeit von Coaching erläutert und dessen Erfolg bestätigt wird, jedoch wenige speziell zum GC. Insbesondere zu den Wirkfaktoren des Coachings herrschen nennenswerte Unwägbarkeiten, weshalb es schwierig ist konkrete Schlüsse zu ziehen, welche wissenschaftlich belegt wurden.

Werden allgemeine Studien oder Befragungen zum Coaching herangezogen und analysiert, lässt sich feststellen, dass Coaching grundsätzlich als wirksam eingeschätzt wird (Wegener et al., 2018). Zu dieser Erkenntnis kamen mehrere Forscher im Zuge ihrer Metaanalysen in den letzten Jahren. Innerhalb einer Klienten-Befragung von Blackman und Carter (2014) beurteilen rund 89% der Teilnehmer Coaching als erfolgreich (Greif, 2016). Zusätzlich konnte in den Studien ermittelt werden, dass ein Coaching mit positiven Effekten verbunden ist. Dazu zählen im Allgemeinen die Minderung von Stress oder Krankheitstagen und das gesteigerte Wohlbefinden, sowie die Zufriedenheit der Klienten. Ebenso wurde festgestellt, dass Coaching positive Effekte auf die Fähigkeit zur Selbstregulation, sowie auf die Leistung am Arbeitsplatz der zu Coachenden hat. Klienten sind zufriedener mit ihrem Tätigkeitsbereich, was aus dem verbesserten Umgang mit Problemen am Arbeitsplatz resultiert (Theeboom, Beersma & van Vianen, 2014).

Neben der Wirksamkeit zum Coaching allgemein untersuchte Grant et al. (2009) in einer Studie, den Nutzen eines GC für Führungskräfte im Gesundheitswesen. Hierbei wurde festgestellt, dass deren Zielerreichung und Wohlbefinden im Beruf nach dem Coaching verbessert waren, als auch eigener Stress und Depressionen vermindert werden konnten. Außerdem bestätigten die Führungskräfte den Erfolg des GC und äußerten, dass sie seither besser mit arbeitsbedingtem Veränderungen umgehen könnten (Grant, Curtayne & Burton, 2009).

Gleichzeitig bietet die Verwendung auch Vorteile für das Krankenhaus als Arbeitgeber. Infolge der Zunahme an Kosten, resultierend aus den Fehlzeiten der Mitarbeiter, nutzen eine Reihe an Unternehmen gesundheitsfördernde Maßnahmen. Eine davon ist das GC. Innerhalb einer Metaanalyse wurde festgestellt, dass sich der Einsatz von Coaching am Arbeitsplatz, positiv auf das Unternehmen und dessen Ergebnisse auswirkt (Schermuly & Graßmann, 2019). Das liegt darin begründet, dass aufgrund der verbesserten arbeitsbezogenen Einstellung, der vom Coaching profitierenden Arbeitnehmer, ein gleichzeitiger Nutzen für das Unternehmen entsteht. Die Mitarbeiter steigern ihre

Leistungsfähigkeit und projizieren das auf ihren Arbeitsbereich (Theeboom, Beersma & van Vianen, 2014).

4.2 Grenzen von Gesundheitscoaching

Konträr den genannten positiven Effekten eines GC, stößt das System auch an seine Grenzen. Eine davon bilden die Konzepte des GC ab, welche nicht für jeden Bereich (Branche) und Hierarchieebene gleichermaßen angewendet werden können. Zwar existiert grundsätzlich keine klar abgegrenzte Personengruppe, welche ein GC in Anspruch nehmen kann, dennoch tangieren dessen Konzepte einige Berufsgruppen nicht. Das liegt darin begründet, dass ein Coach lediglich mit einem Klienten an seinem gesundheitsfördernden Verhalten arbeiten kann, wenn es hierfür Aktivitäten oder Interventionsmöglichkeiten gibt. Stehen allerdings keine Alternativen zur Verfügung, um die Belastungen des Klienten zu mindern, hat das GC keinen Nutzen. An diesem Punkt ist es an der Krankenhausleitung zu eruieren, ob das Tätigkeitsfeld und die Arbeitsorganisation verändert werden können, sodass der Mitarbeiter seine persönlichen Belastungen reduzieren und ein GC seinen Nutzen erzielen kann (Busch, Roscher, Ducki, Kalytta & Liedtke, 2014).

Eine weitere Grenze des GC ist, dass die Behandlung bestehender Beeinträchtigungen, seien sie körperlicher oder psychischer Natur, nicht Teil des Dialogs sind. Es geht nicht darum Krankheiten eines Klienten zu behandeln oder zu heilen, sondern um die Förderung des eigenen Gesundheitsverhaltens. Klienten sollen in ihrer Rolle gestärkt werden, eigenständig gesundheitsfördernde Verhaltensweisen zu erarbeiten, welche bei vorliegenden Beeinträchtigungen in den Alltag integriert werden können. Der Gedanke in einen Dialog zu gehen und durch den Coach einen Lösungsweg aufgezeigt zu bekommen, wie es bei einem Arzt der Fall ist, sollte verworfen werden, da es nicht in das Aufgabenspektrum eines Coaches fällt. Klienten sollten sich gezielt darauf einlassen, den Coach als beratenden Begleiter sehen und versuchen eigene Veränderungen herbeizuführen (Schmid, Weatherly, Meyer-Lutterloh & Seiler, 2008).

Darüber hinaus ist es bei jeglicher Art von Coaching wichtig, sich als zu Coachender auf den Dialog einzulassen, das eigene berufliche oder persönliche Problem zu erkennen und aktiv am Prozess mitarbeiten zu wollen. Lässt der Klient sich nicht freiwillig auf das Coaching ein oder tritt dem Ganzen skeptisch gegenüber, ist der Prozess nicht zielführend. Bei dem Coachingprozess geht es darum, dass der Klient sein individuelles Problem sieht, eigene Ressourcen erkennt und bereit ist an seinem Verhalten zu arbeiten, um so das Ziel erreichen zu können. In dieser Situation kann es hilfreich sein dem Coachee auf die Nützlichkeit so eines Dialogs hinzuweisen, allerdings verursacht ein zu starkes Drängen eher das Gegenteil (Greif, 2016).

Eine weitere Grenze des Coachings zeigt sich in der Ethik. Diese Erkenntnis ist wichtig für einen Coachingprozess, da der Coach Wissen und Erfahrung benötigt, um die Schwachstellen und verletzlichen Seiten des Klienten erkennen und darauf reagieren zu können (Schermuly & Graßmann, 2019). Aus diesem Grund wäre es vorteilhaft umfassende Studien zu dem Thema negative Effekte des Coachings durchzuführen.

Prinzipiell sind die Auswirkungen des GC erst nach der Maßnahme ersichtlich. Konträr zum positiven Ausgang, können auch negative Effekte entstehen, wie das vorher definierte Ziele des Klienten nicht erreicht werden. Hierzu kann es kommen durch die zeitgleiche intensive Auseinandersetzung mit dem Coachingprozess und den erforderlichen Leistungen am Arbeitsplatz. Nicht jeder Klient kann sich auf beides gleichzeitig konzentrieren und vernachlässigt im Zuge dessen einen Aufgabenbereich (Schermuly & Graßmann, 2019).

5 Zusammenfassung

Zusammenfassend kann gesagt werden, dass der demografische Wandel, die steigende Belastung und der zunehmende Arbeitsaufwand der Pflegekräfte in den Krankenhäusern, negative Auswirkungen nach sich ziehen. Ein stetiges Steigen der körperlichen und psychologischen arbeitsbedingten Beeinträchtigungen des Krankenhauspersonals führt zu Demotivation und einer Zunahme an Krankheitstagen. Jedoch entstehen daraus nicht nur Veränderungen für das Personal, sondern auch für das Unternehmen (Vogt-Wuchter & Spanier, 2013; Weidner, 2020).

Um das Gesundheitsbewusstsein des Pflegepersonals zu stärken, Fehlzeiten zu reduzieren und Stressfaktoren zu mindern, nutzen einige Krankhäuser GC. Durch dessen Einsatz sollen die Klienten persönliche Probleme erkennen, eigene Ressourcen aktivieren und vordefinierte Ziele mithilfe des Coaches erreichen. Der Coachingprozess hilft dem Pflegepersonal, Defizite und Ressourcen wahrzunehmen und eigenständig gesundheitsfördernde Verhaltensänderungen in den Alltag zu integrieren. Wie der Prozess gestaltet wird, ist von vielfältigen individuellen Faktoren abhängig. Hierfür können beispielsweise ein Face-to-Face- oder ein Telefon-Coaching genutzt werden (Böning & Kegel, 2015; Greif et al., 2018; Möller & Kotte, 2014).

Aufgrund des modernen Charakters des GC im Krankenhaus liegen nur wenige Studien vor. Die Wirksamkeit des Coachings konnte in allen Studien nachgewiesen werden. Ebenso wurden positive Effekte ermittelt, wie beispielsweise die Steigerung der Zufriedenheit, der Leistungsfähigkeit und des Wohlbefindens der Klienten, als auch die verbesserte Achtsamkeit hinsichtlich persönlicher Defizite und entsprechender Lösungswege (Greif, 2016; Theeboom et al., 2014).

Konträr dazu stehen dem GC auch Grenzen gegenüber. Zum einen müssen die Klienten bereit sein freiwillig etwas an ihrem Verhalten ändern zu wollen und eigenständig an der Problemlösung zu arbeiten. Der Coach nimmt lediglich eine beratende Rolle ein und hilft den Klienten auf dem Weg zur gesundheitsfördernden Verhaltensänderung, zeigt jedoch keinen konkreten Lösungsweg auf. Zusätzlich kann bei einem Coaching nie der Ausgang vorbestimmt werden, was bedeutet, dass positive Effekte genauso entstehen können, wie negative. Diese Erkenntnis sollte sich im Vorfeld eines Coachings bewusst gemacht werden (Greif, 2016; Schermuly & Graßmann, 2019).

Anhand der umfassenden Recherche zur Wirksamkeit und den Grenzen des GC konnte festgestellt werden, dass vor allem im Bereich GC für Mitarbeiter eines Krankenhauses wenig Literatur zur Verfügung steht, weshalb hier weiterer Forschungsbedarf notwendig wäre, um eine fundierte Aussage treffen zu können.

6 Literaturverzeichnis

Bamberg, E. & Vincent-Höper, S. (2018). Gesundheit im Coaching. In Greif, S., Möller, H. & Scholl, W. (Hrsg.), Handbuch Schlüsselkonzepte im Coaching (S. 235–243). Berlin, Heidelberg: Springer. doi:10.1007/978-3-662-49483-7_20

Baum, G. (o. J.). Wegweisende Modelle zur Weiterentwicklung der Pflege im Krankenhaus, 80.

Böning, U. & Kegel, C. (2015). Ergebnisse der Coaching-Forschung: Aktuelle Studien - ausgewertet für die Coaching-Praxis. Berlin [u.a.]: Springer.

Busch, C., Roscher, S., Ducki, A., Kalytta, T. & Liedtke, G. (2014). Stressmanagement für Teams: in Service, Gewerbe und Produktion - Ein ressourcenorientiertes Trainingsmanual. Springer-Verlag.

Decker, F. & Decker, A. (2014). Gesundheit im Betrieb: Vitale Mitarbeiter – leistungsstarke Organisationen. Springer-Verlag.

Geißler, H. (2016). Traditionelle und moderne Medien im Coaching. In Wegener, R., Loebbert, M. & Fritze, A. (Hrsg.), Coaching-Praxisfelder: Forschung und Praxis im Dialog (S. 137–160). Wiesbaden: Springer Fachmedien. doi:10.1007/978-3-658-10171-8_8

Ghods, N. & Boyce, C. (2013). Virtual coaching and mentoring. The Wiley-Blackwell handbook of the psychology of coaching and mentoring (S. 501–523). Wiley Blackwell.

Grant, A. (2018). Zielperspektiven in die Coaching-Praxis integrieren – Ein integratives Modell zielorientierten Coachings. Coaching | Theorie & Praxis, 4. doi:10.1365/s40896-017-0020-x

Grant, A. M., Curtayne, L. & Burton, G. (2009). Executive coaching enhances goal attainment, resilience and workplace well-being: a randomised controlled study. The Journal of Positive Psychology, 4 (5), 396–407. Routledge. doi:10.1080/17439760902992456

Gregersen, S., Vincent-Höper, S. & Nienhaus, A. (o. J.). Risiken und Ressourcen in Gesundheitsdienst und Wohlfahrtspflege, 10.

Greif, S. (2016). Wie wirksam ist Coaching? Ein umfassendes Evaluationsmodell für Praxis und Forschung. In Wegener, R., Loebbert, M. & Fritze, A. (Hrsg.), Coaching-Praxisfelder: Forschung und Praxis im Dialog (S. 161–182). Wiesbaden: Springer Fachmedien. doi:10.1007/978-3-658-10171-8_9

Greif, S., Möller, H. & Scholl, W. (Hrsg.). (2018). Handbuch Schlüsselkonzepte im Coaching. Berlin, Heidelberg: Springer Berlin Heidelberg. doi:10.1007/978-3-662-49483-7

Jacobs, K., Kuhlmey, A., Greß, S., Klauber, J. & Schwinger, A. (Hrsg.). (2020). Pflege-Report 2019: Mehr Personal in der Langzeitpflege - aber woher? Berlin, Heidelberg: Springer Berlin Heidelberg. doi:10.1007/978-3-662-58935-9

Joder, K. (2005). Gesundheitscoaching — zwischen Burnout und beruflicher Neuorientierung. Organisationsberatung, Supervision, Coaching, 12 (4), 359–366. doi:10.1007/s11613-005-0122-6

Kauffeld, S., Gosch, N. & Schulte, E.-M. (2021). Coaching und Teamentwicklung, 19.

Kaweh, B. (2011). Das Coaching-Handbuch für Ausbildung und Praxis (3. aktualisierte und überarb. Aufl). Kirchzarten bei Freiburg: VAK-Verl.-GmbH.

Landau, L. (2015). Mitarbeiterbindung in Krankenhäusern: Handlungsempfehlungen für das Personalmanagement der Generation Y und Generation Z. Diplomica Verlag.

Lauterbach, M. (2018). Gesundheitscoaching: Strategien und Methoden für Fitness und Lebensbalance im Beruf. Carl-Auer Verlag.

Miller, W. R. & Rollnick, S. (2012). Motivational Interviewing: Helping People Change. Guilford Press.

Möller, H. & Kotte, S. (2014). Diagnostik im Coaching: Grundlagen, Analyseebenen, Praxisbeispiele. Springer-Verlag.

Ostermann, D. (2010). Gesundheitscoaching. Springer-Verlag.

o.V. (2021). Fehlzeiten bei Pflegekräften erneut gestiegen. Die Techniker. Verfügbar unter: https://www.tk.de/presse/themen/praevention/gesundheitsstudien/steigende-fehlzeiten-bei-pflegekraeften-2111088 (23.11.2021).

Rauen, C. (2014). Coaching. Hogrefe Verlag.

Rudow, B. (2010). Das gesunde Unternehmen: Gesundheitsmanagement, Arbeitsschutz und Personalpflege in Organisationen. Walter de Gruyter.

Schermuly, C. C. & Graßmann, C. (2019). A literature review on negative effects of coaching – what we know and what we need to know. Coaching: An International Journal of Theory, Research and Practice, 12 (1), 39–66. Routledge. doi:10.1080/17521882.2018.1528621

Schmid, E., Weatherly, J. N., Meyer-Lutterloh, K. & Seiler, R. (2008). Patientencoaching, Gesundheitscoaching, Case Management: Methoden im Gesundheitsmanagement von morgen. MWV.

Techniker Krankenkasse. (2019). Gesundheitsreport 2019 Pflegefall Pflegebranche? 96.

Theeboom, T., Beersma, B. & van Vianen, A. E. M. (2014). Does coaching work? A meta-analysis on the effects of coaching on individual level outcomes in an organizational context. The Journal of Positive Psychology, 9 (1), 1–18. Routledge. doi:10.1080/17439760.2013.837499

Vogt-Wuchter, B. & Spanier, O. (2013). Der Demografie- und GesundheitsCoach Pflege. Heilberufe, 65 (2), 47–47. doi:10.1007/s00058-013-0299-6

Webers, T. (2020). Konzeptionelle Varianten im Coaching. In Webers, T. (Hrsg.), Systemisches Coaching: Psychologische Grundlagen (S. 103–120). Berlin, Heidelberg: Springer. doi:10.1007/978-3-662-61336-8_7

Wegener, R., Deplazes, S., Hänseler, M., Künzli, H., Neumann, S., Ryter, A. et al. (Hrsg.). (2018). Wirkung im Coaching (1. Auflage). Göttingen: Vandenhoeck & Ruprecht. doi:10.13109/9783666402975

Wegener, R. & Loebbert, M. (2016). Zur Differenzierung von Handlungsfeldern im Coaching: Die Etablierung neuer Praxisfelder. Springer-Verlag.

Weidner, F. (2020). Professionelle Pflegepraxis und Gesundheitsförderung: Eine empirische Untersuchung über Voraussetzungen und Perspektiven des beruflichen Handelns in der Krankenpflege. Mabuse-Verlag.

Wenzel, J. (2013). Wandel der Beratung durch Neue Medien. Vandenhoeck & Ruprecht.

West-Leuer, B. (2019). Gesundheitscoaching im Gesundheitswesen – Placebo in Zeiten fortschreitender Ökonomisierung und Kommerzialisierung? In Reinfelder, E.-C., Jahn, R. & Gingelmaier, S. (Hrsg.), Supervision und psychische Gesundheit: Reflexive Interventionen und Weiterentwicklungen des betrieblichen Gesundheitsmanagements (S. 139–149). Wiesbaden: Springer Fachmedien. doi:10.1007/978-3-658-22193-5_9

Zander-Schreindorfer, U. (2021). Praxishandbuch systemisches Gesundheitscoaching: Grundlagen, Methoden und Anwendungsbeispiele. Vandenhoeck & Ruprecht.

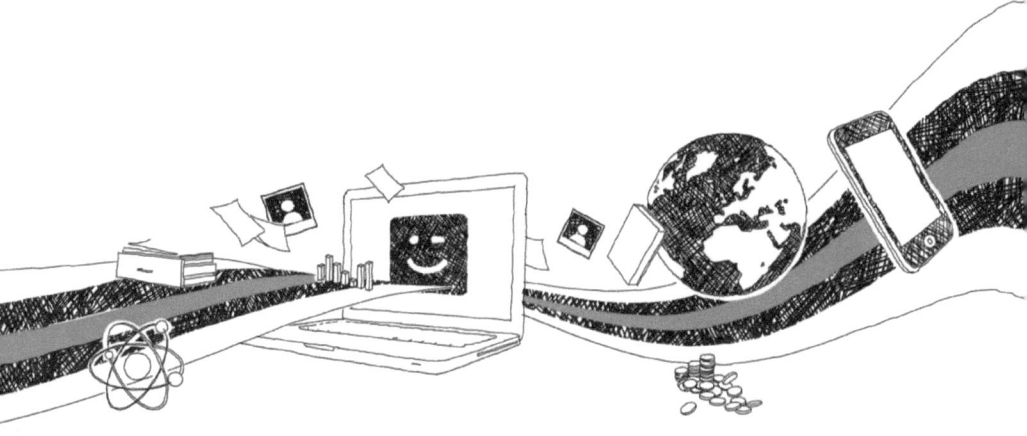
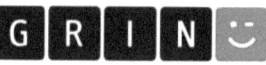